AF314224

DE

LA LANGUE NOIRE

(GLOSSOPHYTIE)

PAR

Alfred DESSOIS,

Licencié en droit,
Docteur en médecine de la Faculté de Paris.

PARIS

OCTAVE DOIN, LIBRAIRE-ÉDITEUR

8, PLACE DE L'ODÉON, 8

1878

[Library stamp: R.F.]
[Stamp: 11284]

DE

LA LANGUE NOIRE

(GLOSSOPHYTIE)

PAR

Alfred DESSOIS,

Licencié en droit,
Docteur en médecine de la Faculté de Paris.

PARIS

OCTAVE DOIN, LIBRAIRE-ÉDITEUR

8, PLACE DE L'ODÉON, 8

1878

DE LA LANGUE NOIRE

(GLOSSOPHYTIE)

HISTORIQUE

Bertrand de Saint–Germain (1) a décrit, sous le nom de *Nigritie de la langue en dehors de tout état fébrile,* une affection caractérisée par la coloration noire de la face supérieure de la langue « telle qu'on l'observe à l'état normal chez le perroquet et la girafe, et accidentellement et par plaques chez le bœuf, le mouton, le chien, le chat, etc. » Il a, dit-il, observé ce phénomène quatre fois. Dans ces divers cas, la oloration s'est manifestée dès le début comme une tache d'un noir très-vif sur la ligne médiane, d'où elle s'est étendue par degrés à toute la surface de la langue. Restée stationnaire environ dix jours, cette tache s'est effacée peu à peu en sens inverse de son mode de propagation, la durée totale du phénomène étant de quarante à soixante jours.

Les sujets affectés n'accusaient qu'un sentiment de sécheresse dans toute la bouche. Les lavages propres

(1) Comptes-rendus de l'Académie des sciences (nov. 1855).

ç 6 .

à déterger la langue n'ayant modifié en rien son
aspect, l'auteur attribue cette coloration noire à la
production insolite du même pigmentum qui colore
la peau des nègres ; mais il ne confirme cette opinion
par aucune preuve anatomique.

Avant lui, Eulenburg avait décrit une coloration
semblable de la langue, où l'examen microscopique
lui permit de constater la présence de granulations
pigmentaires entourant les cellules épithéliales.

M. le professeur Gubler, dans son savant article
du Dictionnaire encyclopédique des sciences médica-
les sur la *séméiologie de la bouche* (1), consacra quelques lignes à la *coloration noire extrinsèque spontanée de la langue*. Il nota que les gaînes épithéliales forment en ce cas de longues villosités couchées
en sens différents, à peu près comme l'herbe versée ;
et il se demandait si cet aspect singulier, qu'on ne
peut attribuer à l'usage du vin, puisque la suppres-
sion de cette boisson ne fait pas disparaître la coloration, ne serait pas dû à la présence d'un parasite que
jusqu'ici le microscope n'avait pas dévoilé.

A la même époque, et avant que l'article de M. Gubler eût encore paru, le 26 Février 1869, dans une
note lue à la Société médicale des hôpitaux (2),
M. Maurice Raynaud signala dans un cas de coloration noire de la langue la présence d'un parasite
végétal. Il donnait en même temps de l'aspect de la
langue une description analogue, la comparant à un
champ de blé « lorsque, après un violent orage, les

(1) Dict. encyclop., t. X, p. 229.
(2) Union médicale, 1er et 3 juillet 1869.

épis mouillés et renversés par la pluie se réunissent
en touffes épaisses, couchées et entre-croisées en divers sens. »

En raclant la surface de la langue, il recueillit des
filaments noirâtres atteignant jusqu'à un centimètre
de longueur, qui n'étaient autre chose qu'une desquamation des papilles filiformes dont l'épithélium
semblait s'être accru uniquement dans le sens de la
longueur, et qui offraient une structure qu'il compa-
rait à celle des poils ou des ongles.. En cherchant la
cause de la coloration de ces filaments, M. Raynaud
aperçut sur presque tous un nombre considérable de
spores.

Dans sa note, l'auteur discute avec grand soin la
nature parasitaire de ces spores. Elles étaient arron-
dies ou légèrement ovoïdes, et leur diamètre moyen
de 0,0045 millimètres. Il est donc impossible de les
confondre avec celles de l'*oïdium albicans*, qui ont
fréquemment 0,007 millimètres de diamètre, et sont
toujours accompagnées de tubes de mycelium, tandis que M. Raynaud n'a pu en trouver dans le cas
dont il s'agit. On ne saurait non plus les rapporter
au *leptothrix buccalis*, sorte d'algue microscopique
qui, d'après la description de M. Ch. Robin (1), est
constituée par des filaments de 0,0005 millimètres de
diamètre ne s'accompagnant du reste jamais de spores ni de sporanges. Ce ne sont pas davantage des
cellules du cryptococcus cerevisiæ, dont les spores
atteignent de 0,007 à 0,01 millimètres de diamètre,

(1) Ch. Robin. Histoire naturelle des végétaux parasites. Paris
1853, p. 351.

et au milieu desquelles on remarque presque toujours un noyau brillant. L'auteur en arrive ainsi, malgré l'absence de mycelium et de tubes sporulaires, à rapprocher les spores qu'il avait observées des spores du microphyte de la teigne tonsurante, de l'herpès circiné et de la mentagre, sinon à les identifier avec elles.

Le sujet qui avait donné lieu à cette observation était une pensionnaire de Sainte-Périne, âgée de 73 ans, ayant toujours joui d'une bonne santé, et n'éprouvant d'autre phénomène qu'une sensation de gêne dans la bouche. M. Raynaud, dans sa communication, rapporte deux autres cas de coloration noire de la langue : le premier chez un jeune épileptique de 11 ans, le second chez un enfant de 2 ans que lui avait adressé M. Féréol. Mais dans ces deux cas, n'ayant pas trouvé d'une façon évidente des spores analogues à celles décrites précédemment, il en conclut que la coloration noire de la langue devait être attribuée non à un parasite, mais à la condensation des éléments de l'épithélium lingual transformé en cylindre piliforme, transformation qui offre au parasite les conditions d'habitat favorables à son développement, mais qui n'en est pas la conséquence.

M. Féréol, dans une note lue à la Société des hôpitaux, le 25 juin 1875 (1), vint apporter à cette manière de voir une observation favorable en exposant un nouveau cas de coloration noire de la langue, où il lui était impossible de trouver des spores analogues à celles vues et décrites par M. Raynaud. Il ne

(1) Union médicale du 14 septembre 1875.

rencontra pas davantage de granulations pigmentaires. Il s'agissait d'un homme d'une quarantaine d'années chez lequel, pendant la convalescence d'une amygdalite pultacée avec fièvre et malaise considérable, la coloration noire de la langue apparut. L'affection dura un peu plus d'un mois et disparut peu à peu sous l'action du raclage journalier avec un couteau d'argent, raclage suivi d'une lotion faite avec un pinceau imbibé d'une solution de sublimé au 1/500. Il conclut en disant que la présence du microphyte vu par M. Raynaud lui paraissait devoir être considérée comme un simple épiphénomène, et que la lésion lui semblait mériter le nom d'*hypertrophie épithéliale piliforme*.

La question paraissait définitivement jugée ainsi lorsque M. Lancereaux communiqua à son tour à la Société médicale des hôpitaux, dans la séance du 8 décembre 1876 (1), une note sur un nouveau cas de langue noire, où il reconnut la présence de spores analogues à celles décrites par M. Raynaud, chez un homme de cinquante ans, dont la nièce était atteinte, elle aussi, de la même affection. La coloration formait une plaque saillante, nettement circonscrite, villeuse, sorte de gazon touffu paraissant constitué par de fins cheveux, les uns entre-croisés, les autres régulièrement disposés, principalement vers la pointe de l'organe. Ces filaments noirâtres offraient une structure analogue à celle des poils ou encore des ongles, et étaient encore incrustés à leur surface de corps cellulaires très-réfringents qui ne pouvaient

(1) Union médicale du 20 mars 1877.

être que des spores. Outre ces spores, d'un diamètre
variant de 0,004 à 0,005 millimètres de diamètre,
M. Lancereaux trouva une fois, en outre, des tubes
sporifères, ondulés et ramifiés, mais il lui fut impossible de les retrouver une seconde fois, alors que le
malade depuis près d'un mois était soumis à un traitement par le chlorate de potasse et le bicarbonate
de soude. L'auteur termine sa note en attribuant la
coloration si particulière de la langue à l'hypertrophie de l'épithélium transformé en cylindre piliforme, et à la présence du parasite ; car, dit-il, si par-
fois on ne trouve pas de spores, il n'est pas certain
que celles-ci n'aient jamais existé au préalable.

La présence de spores et l'hypertrophie épithéliale piliforme n'étaient-elles pas encore une simple coïncidence, ou bien y avait-il là une relation de
cause à effet? La question était embarrassante en
présence des observations précédentes ; mais aujour-
d'hui, je viens apporter dans le débat trois cas nou-
veaux qui viendront, je l'espère, fixer la science sur
ce point. Les observations microscopiques en ont été
faites sous la direction et le contrôle de M. Malassez,
le savant et expérimenté chef du laboratoire de
M. Ranvier, au collége de France. De plus, j'ai pu
suivre récemment avec attention, dans toutes les
phases de son évolution, le dernier cas qui s'est présenté chez un externe des hôpitaux de Paris. Je re-
produis fidèlement l'observation si complète que
celui-ci m'a communiquée.

OBSERVATION

Maurice-Henri Dest. . . . ., externe des hôpitaux, 24 ans. (Obs. rapportée par lui-même.)

Vers la fin du mois de septembre 1878, étant encore à la campagne, je remarquai plusieurs fois que ma langue était recouverte d'une coloration noire qui allait en s'étendant. Déjà un aspect analogue avait un peu attiré mon attention auparavant, mais les nuances étaient si légères, l'étendue si limitée, les sensations habituelles si normales et l'altération si bien dissimulée sous un enduit saburral ordinaire, que je ne pouvais m'en inquiéter.

L'intensité et l'extension rapide de la coloration noirâtre m'engagea bientôt à en rechercher la cause et le traitement. Dès mon retour à Paris, je demandai l'opinion de mon maître M. Brouardel, qui, reconnaissant « la langue noire, » m'adressa à M. Lailler, afin de déterminer la nature et les caractères du microphyte en soupçon. M. Lailler découvrit l'existence de très-fines granulations, qui étaient manifestement des spores, puisque ni la potasse, ni l'éther n'avaient sur elles d'action altérante, dissolvante ou destructive. Mais ces spores lui semblèrent si petites, si nombreuses, qu'il pria M. Malassez de vouloir bien les étudier. Durant plusieurs jours M. Malassez moissonna abondamment mes papilles à des périodes variables de coloration. Je fis de mon mieux pour lui fournir une flore haute en couleur ; et cultivant mes champignons, pour ainsi dire, par couches, j'eus la bonne fortune de lui apporter au collége de France, ma langue en pleine nigritie, le 9 novembre.

Coloration noire. — C'était la seconde fois que la coloration prenait une telle intensité. Vers le 5 octobre en effet, je m'étais surpris un matin me tirant devant une glace une langue parfaitement noire. Cette teinte avait persisté environ dix jours, en diminuant peu à peu d'intensité, l'altération avait présenté une période d'augment plus courte que la période de déclin.

La seconde atteinte arrivée le 9 novembre, fut plus brusque dans son développement: en deux jours elle atteignit son maximum.

Passant par diverses nuances alternatives (blanche, jaune, puis brunâtre. puis noire), s'étendant progressivement sur la face supérieure du V lingual vers les bords où elle n'était marquée que par un léger pointillé, laissant indemne la face inférieure, semblant s'enfoncer avec l'organe vers l'isthme du gosier, respectant la pointe, s'exagérant dans les points où l'hypertrophie papillaire s'exagérait elle-même, tels étaient les divers caractères de la coloration dans les deux manifestations citées plus haut.

Si de plus on ajoute l'absence de douleurs, d'enduit saburral, de fétidité et de sensations désagréables, une sécheresse extrême, la possibilité de l'évolution en quelques jours, la teinte rosée ou violacée de la muqueuse à la surface de laquelle se détachent les papilles, la desquamation succédant assez rapidement à la coloration sans être jamais complète, toutefois vers le V lingual, on aura un tableau fidèle des divers phénomènes qui accompagnent la nigritie à son de degré le plus intense.

Circonstances dans lesquelles la coloration maximum s'est manifestée. -- Au moment de la première atteinte, habitation dans une chambre humide. La seconde atteinte a été précédée de l'ingestion, pendant quelques jours, de pastilles de chlorate de potasse qui provoquait de la desquamation, et d'une application sur les papilles d'une solution de sublimé au 1/500.

Hypertrophie papillaire. — Je ne saurais dire si l'hypertrophie papillaire qui accompagne la coloration a joué ici le rôle de cause à effet, si elle fut une simple coïncidence, si les deux altérations vécuren côte à côte sans s'entr'aider, ou si elles s'influencèrent réciproquement. Ce que je sais, c'est que cette hypertrophie des papilles a précédé l'apparition de toute coloration appréciable et que son développement a été progressif. Son existence coïncide avec une dyspepsie habituelle depuis plusieurs années : son début me semble consécutif à celle-ci, mais elle a progressé avec elle, se généralisant peu à peu à toute la surface linguale tout en s'exagérant en certains points, surtout vers la partie médiane et le V lingual (1). En cet endroit (2) la langue semble comme

(1) M. Dest...... ne fait pas la distinction entre l'hypertrophie des papilles elles-mêmes et l'hypertrophie de leur revêtement épithélial. Sans doute, la première existait depuis plusieurs années, et même la seconde d'une façon appréciable, mais cette dernière s'exagère singulièrement au moment de la coloration de la langue ; il y a donc certainement une relation entre ces deux phénomènes.

(2) La description qui suit n'est applicable qu'au moment de la coloration noire.

partagée en deux parties symétriques par un profond
sillon, virtuel, puisqu'il est formé sur ses bords par
un épais chevelu de papilles enchevêtrées : la profon-
deur du sillon présente des éléments moins nombreux, mais plus hypertrophiés, sans ulcération, induration, croûtes ou éraillures de la muqueuse. On
pourrait comparer ce sillon au chemin du passant à
travers un gazon qui en s'élevant en force et en hau-
teur semble creuser encore le sentier. Ce ravin médian profond vers le V lingual se prolonge, mais moins
marqué vers la base de l'organe et vers sa pointe. De
chaque côté en avant existent deux petits sillons,
courts, presque symétriques, de même provenance et
de mêmes caractères, au fond desquels on trouve un
entrecroisement touffu de papilles. L'hypertrophie
papillaire est très-manifeste au voisinage de ces sillons et se présente sous forme d'aspérités qui, sous
le doigt, donnent la sensation d'une surface veloutée,
comme dépolie, et qui à l'œil offre assez l'image d'une
langue de ruminant. Les saillies des papilles sont si
prononcées que deux tentatives de M. Baretta pour
mouler ma langue ont échoué par suite de l'empri-
sonnement de celles-ci dans la pâte dont le décolle-
ment était ainsi impossible.

Troubles fonctionnels. — Grande susceptibilité de
la muqueuse buccale rendue manifeste par un raffi-
nement des sensations gustatives, allant quelquefois
jusqu'à la douleur (liqueur, tabac), et par l'apparition assez fréquente d'aphthes.

Réaction acide de la bouche. — Je reconnus expéri-
mentalement cette réaction acide il y a six ou sept

mois. A mon réveil elle est plus manifeste, soit que les produits épithéliaux s'accumulent et entrent en fermentation (je respire la bouche entr'ouverte durant la nuit); soit que la dyspepsie arthritique la produise ou la favorise. Malgré cette acidité, ni carie dentaire, ni fétidité buccale, ni sucre dans les urines.

Arthritisme. — Afin de rendre ces faits plus complets et plus précis, je crois devoir aborder l'examen de diverses manifestations que je présente du côté des muqueuses et de la peau, manifestations qui me semblent rentrer soit dans les affections provenant de troubles dans la circulation périphérique ou vaso-motrice, soit dans la pathologie de l'arthritisme.

I. — Depuis longtemps, j'éprouve les symptômes d'une dys·pepsie rebelle, qui a encore accentué ses progrès ces derniers mois. Elle s'accompagne d'une légère dilatation stomacale avec pyrosis, baillements et hoquets quelquefois, bouffées de chaleur au visage après le repas, tendance au sommeil dans le repos, sommeil profond et sans rêves, vertiges survenant environ quatre heures après le diner et amenant des nausées et même des vomissements par le moindre écart de régime, constipation, cardialgie et anxiété respiratoire rendant le matin le décubitus gauche pénible. Du reste aucun phénomène gastralgique et peu d'amaigrissement.

Faim nulle le matin; l'estomac ne se sait pas rassasié et la sensation de satiété me semble remplacée par une sensation de réplétion et de tension abdominale. Cette difficulté digestive m'impose une sélection alimentaire, car elle est accrue par les féculents, les farineux, les graisses et les viandes rouges. Je ne sais l'influence de cette dyspepsie sur l'hypertrophie des papilles avec laquelle elle coïncide et sur la réaction acide de la cavité buccale.

La muqueuse stomacale n'est pas la seule en cause : laryngo-pharyngite chronique granuleuse remontant à l'âge de 14 ou 15 ans, semblant favoriser le retour de coryzas et angines aiguës à symptomatologie grippale. — Quelques traces de conjonctivite interne (par rétrécissement des points lacrymaux). — Muqueuse uréthrale assez volontiers susceptible.

II. — Grande sécheresse de la peau qui est écailleuse ; sueurs presque nulles ; acné pilaris généralisée ; poils cassants et rares chute progressive des cheveux avec squames et prurit depuis cinq ou six ans ; acné sébacée sur le dos, front, thorax.

Craquements dans toutes les articulations des membres inférieurs, sensibles même dans la marche, datant de plusieurs années. Quelquefois, points névralgiques, lombago ; migraines violentes aux changements atmosphériques ou de régime ; souvent engourdissement, crampes et fourmillements vers les extrémités inférieures ; froid habituel aux pieds et aux mains, avec infiltration matinale.

Cœur émotif, sujet à des palpitations avec gêne respiratoire et sensation des battements artériels vers la tête (après le repas surtout) : du reste, les digestions influencent manifestement la force, la rapidité, l'égalité et le rhythme de ses contractions.

Anémie (environ 3 millions de globules par la méthode de Hayem).

Antécédents. — Bien portant. Coqueluche à 7 ans, rougeole à 9 ; engelures nombreuses et ulcérées ayant laissé une déformation de certains doigts et des mains.

Jamais d'excès, pas de syphilis.

Même tempérament chez sœurs et frère. Mère très-rhumatisante (douleurs musculaires, névralgiques, migraines, dyspepsie). Père bien portant. Aucune manifestation rhumatismale aiguë dans la famille.

En résumé, il résulte de cette observation, ce que j'ai pu constater par moi-même, que l'affection dont nous nous occupons procède par poussées successives ; qu'elle disparaît presque complètement pour se développer de nouveau presque aussitôt d'une façon progressive. Cette marche mérite qu'on l'étudie attentivement.

Marche. — La coloration noire débute par le milieu de la langue, croît peu à peu en étendue et en intensité jusqu'à ce que, arrivée à un certain degré elle disparaisse également peu à peu. Mais cette disparition de l'affection ne se fait pas en sens inverse de son envahissement comme le rapporte Bertrand de Saint-Germain dans le cas de nigritie qu'il a observé, mais par suite d'une desquamation qui se produit partout à la fois. Cependant cette desquamation débute certainement par le sillon médian ; en effet, avant que l'intensité de la coloration soit en rien changée sur les parties périphériques de la plaque, on voit diminuer le nombre des papilles du sillon médian, ce qui fait que l'on aperçoit entre elles la teinte rosée de la muqueuse sous-jacente que l'on n'apercevait pas quelques jours auparavant aussi facilement.

Au moment du maximum d'intensité de l'affection, la sécheresse de la langue est extrême, les papilles du sillon médian sont rares, accolées les unes aux autres en séries linéaires ou par touffes, laissant entre elles des fissures profondes au fond desquelles on aperçoit la couleur rosée de la muqueuse. Le pourtour de la plaque, au contraire, est d'un noir uniforme, sa surface n'est pas veloutée mais plane, sans saillies notables. En dehors d'elle on observe un petit pointillé noir sur le reste de l'organe. Il y a deux petits sillons latéraux presque symétriques, dirigés obliquement vers la pointe de la langue. Ils présentent lorsqu'on en écarte les bords l'un de l'autre le même état que le sillon médian, mais les papilles y sont plus nombreuses et un peu moins allongées.

Cet état dure ainsi trois à quatre jours ; puis on voit l'enduit de la périphérie de la plaque perdre son aspect uni, sa surface devient également veloutée ;

alors apparaît un léger pointillé rosé, tenant à la chute
du revêtement épithélial allongé des papilles laissant
apercevoir ainsi la coloration normale des papilles
elles-mêmes. Les points rosés se multiplient de jour
en jour ; ils finissent par se rejoindre, formant ainsi
des surfaces qui en augmentant d'étendue et en se
réunissant elles-mêmes occupent bientôt toute la
surface de la plaque. La langue a repris à peu près
son aspect normal ; il ne reste plus que quelques papilles dans les sillons dont les pointes sont noires,
génération nouvelle qui s'est faite pendant la desquamation et qui va être la semence et le point de
départ d'un nouveau retour de l'affection. La durée
totale de toutes ces phases de l'affection est d'un mois
environ ; mais la période d'envahissement est moins
longue que la période de desquamation.

En examinant les papilles à des époques différentes
du développement de l'affection l'on se rend parfaitement compte de la succession de ces phénomènes.
Des amas de spores se développent d'abord à la base
des papilles et les écartent les unes des autres. La
présence du parasite étant une cause d'irritation nutritive le revêtement épithélial de la papille s'hypertrophie en longueur, probablement parce qu'elle ne
peut le faire en largeur à cause de l'obstacle que lui
oppose la masse champignonneuse. Celle-ci prolifère
en même temps, et bientôt elle forme autour de la
papille une sorte de manchon. Les sporules s'insi-
nuent en outre entre les cellules épithéliales les plus
superficielles et les dissocient, de sorte qu'elles ne
tiennent bientôt plus à l'axe que par l'intermédiaire
de la masse parasitaire. Arrivée à ce degré de lésion,

la papille, aplatie entre les deux lames de verre de la
préparation, offre assez l'aspect d'une feuille dont la
nervure médiane serait représentée par son axe, et le
parenchyme par la végétation cryptogamique (fig. 2).
Cette dernière, formée d'un amas considérable de
sporules extrêmement fines, au milieu desquelles
sont emprisonnées des cellules épithéliales disso-
ciées, présente une teinte sépia diffuse, plus foncée
sur les bords, où la couche est probablement plus
épaisse, et au contraire à peine sensible au niveau de
l'axe même de la papille. Nulle part on ne rencontre
de granulations pigmentaires.

La papille continue à s'allonger et le cryptogame
à s'accroître ; celui-ci envahit bientôt toute la longueur de la papille. La figure 3 montre à un grossis-
sement de mille diamètres une portion de papille arrivée à cet état, prise vers la pointe. Son axe légèrement teinté est recouvertd'une gaîne plus foncée de
sporules extrêmement fines toutes d'égales dimensions. Ces sporules sont rangées par séries linéaires
perpendiculaires à la surface de la papille, disposition qui, au niveau de la pointe même (que l'on n'a
pu représenter à cause de la place limitée du dessin),
offre l'aspect d'un éventail.

Bientôt sous une influence que je ne saurais expliquer, toute cette masse parasitaire se détache, en-
traînant dans sa chute les cellules épithéliales sous
lsquelles elle s'était insinuée, et laisse à nu l'axe de
la papille allongée, autour duquel pendent encore
quelques cellules retenues par leur bord supérieur
(fig. 4). Formé de cellules épitheliales, cet axe présente une coloration noiràtre, et c'est à peine si l'on

peut trouver à sa surface quelques sporules, lesquelles font défaut le plus souvent.

Ce sont ces papilles épithéliales ainsi allongées et débarrassées de leur masse champignonneuse que les auteurs qui ont décrit cette affection ont comparées à des poils ; je comparerais plus volontiers celles que j'ai observées, dans le cas que je rapporte, à un tronc d'arbre dépouillé auquel restent attachées encore, de distance en distance, les branches brisées près de leur point de départ. Ces petits corps cylindriques finissent par tomber eux-mêmes spontanément, mais pendant les premiers temps, ils tiennent fortement et l'on a beaucoup de peine à les obtenir par le râclage.

Il est facile de montrer que telle est la marche de l'affection. Celle-ci débutant en effet par le sillon médian pour se propager ensuite progressivement vers les bords de l'organe, il est évident qu'elle est arrivée à un degré d'évolution d'autant plus avancé que l'on se rapproche davantage de son point de départ. Si donc l'on examine, aussitôt que l'étendue de la coloration et son intensité sont arrivées à leur maximum, des papilles prises dans le sillon médian, sur les bords de la plaque noire, et en dehors de celle-ci, là où se trouve un pointillé noir, on devra observer des altérations à des périodes différentes de l'affection. C'est ce que nous avons fait, et la papille représentée par la figure 2, qui a été prise en dehors de la plaque noire, nous montre donc le premier degré de la lésion ; celle de la figure 3, prise sur la partie périphérique de la plaque, le second degré ; celle de la figure 4, prise dans le sillon médian, le troisième. Ce

résultat est d'autant plus remarquable que dix jours
auparavant, alors que la coloration était à peine
marquée et limitée au sillon médian seulement, les
papilles prises dans ce sillon offraient une bien moins
grande quantité de sporules groupées principalement
à leur base.

Cette marche de l'affection nous donne l'explication de la différence des résultats, touchant la présence ou l'absence du parasite, que l'on constate dans
les observations publiées jusqu'ici de coloration noire
de la langue, Il est donc vraisemblable que, dans les
cas où ils ne l'ont pas trouvé, les observateurs ont
examiné les papilles au moment où, dépouillées de
leur végétation parasitaire, elles offrent en effet une
structure assez analogue à celle des poils ou des ongles.
Ils auront observé l'affection à l'époque de son maximum et recueilli, pour les étudier, les papilles placées
au milieu de la plaque. Ce qui me confirme dans cette
opinion, c'est qu'en examinant au microscope les papilles situées sur la périphérie ou en dehors de la
surface noire, ils auraient certainement aperçu des
spores qui n'auraient pas manqué de frapper leur
attention. Il résulte en effet des recherches auxquelles
M. Malassez s'est livré, que sur toute langue qui
présente un enduit saburral quelque léger qu'il soit,
l'on rencontre, surtout le matin, entre les papilles, de
petites masses champignonneuses formées par une
agglomération de sporules extrêmement fines. Ces
sporules présentent à peu près les mêmes dimensions
que celles que l'on trouve dans le cas que je rapporte. Elles n'en diffèrent que par l'absence de la

teinte spéciale de ces dernières et par leur quantité
moindre ; de sorte que sans la coloration noire que
présente l'organe, on pourrait considérer ce fait
comme une simple exagération de ce qui se produit
pour ainsi dire à l'état normal , et comparer cette
végétation à ce qui arrive pour la mousse dans un
gazon. Lorsque celui-ci est récemment planté dans
un terrain bien préparé, l'herbe pousse drue et serrée
partout ; il y a peu ou pas de mousse ; mais bientôt la mousse s'y établit : tant qu'il y en a peu,
le gazon n'est pas malade : mais si, par faute de soin,
par suite d'un terrain favorable ou d'un climat propice, celle-ci se répand de plus en plus, elle prend
peu à peu la place du gazon qui meurt étouffé et ne
pousse plus que par touffes éparses çà et là,

Quant à dire si le microphyte observé dans le cas
que je rapporte est le même que celui que l'on trouve
sur toute langue saburrale, la question est difficile à
résoudre. Chimiquement la réponse est impossible,
car nous ne connaissons aucun réactif capable de
différencier ces parasites, qui, vus, au microscope,
ne se distinguent que par la coloration.

Nous avons déjà dit que le premier présente une
teinte sépia diffuse spéciale qui se prononce d'autant
plus que l'affection est plus ancienne. Le second, au
contraire, se présente toujours sous le champ du microscope sous forme de petits amas de sporules
extrêmement fines d'un gris cendré très-franc, complètement différent de la coloration précédente, et
n'offrant surtout rien d'analogue à l'infiltration diffuse de toute la masse. Ce microphyte, qui est surtout
abondant le matin, à cause des fermentations qui se

font pendant la nuit dans la couche épithéliale char-
gée de matières fermentescibles, d'où résulte une légère acidité favorable à son développement, ne saurait être rapporté, pour le dire en passant, à l'oïdium
albicans, ni au cryptococcus cerevisiæ, dont les
spores sont incomparablement plus grosses.

En résumé la langue noire, dont je fais ici l'histoire, ne diffère des langues normales que par trois
points : 1° une plus grande abondance de sporules
parasitaires ; 2° une hypertrophie papillaire ; 3° une
coloration noire. Il convient donc, pour décider si
l'on doit les rapporter à la spécificité du cryptogame,
d'étudier avec détail ces trois particularités.

. 1° *Abondance des sporules.* — On pourrait attribuer cette végétation luxuriante à l'hypergenèse des
sporules contenues dans les saburres ordinaires pro-
duite par l'acescence buccale prolongée existant dans
le cas qui nous occupe. On sait en effet que cette réaction acide sans être une condition essentielle pri-
mordiale au développement de la végétation cryptogamique favorise puissamment sa prospérité (1). A
cela je répondrai que j'ai examiné attentivement plusieurs langues offrant les mêmes conditions favorables,
entre autres celles d'un jeune homme, qui, depuis
plusieurs années, présentait une acescence conti-
nuelle très-prononcée, et que je n'ai pu y constater la
présence d'une quantité de sporules plus considérable que sur la mienne, quoique la réaction acide

(1) Gubler. Act. acescence, in Dict. encyclop. des sciences mé-
dicales.

de la bouche se montre très-rarement chez moi. De plus, l'acescence est un phénomène très–fréquent, tandis qu'il est relativement très-rare de rencontrer la coloration noire de la langue ; si donc, comme je l'espère, je montre que celle-ci est due à l'influence du microphyte, cette affection devrait être très-commune si elle dépendait d'une exagération dans la production du champignon ordinaire causée par la réaction acide des liquides de la bouche.

2° *Hypertrophie papillaire.* — Il y a lieu de distinguer entre l'hpertrophie des papilles proprement dites, et l'hypertrophie de leur revêtement épithélial.

Relativement à la première espèce, elle existait certainement au moment du début de l'affection en cause, soit qu'il faille la faire remonter à la naissance, soit, ce qui est plus vraisemblable, qu'elle ait été amenée par une dyspepsie habituelle. Quant à la deuxième, on doit la rapporter dans la plus grande mesure, j'en suis convaincu, à la présence du parasite. Je n'en veux pour preuve que le développement progressif de ce revêtement épithélial que j'ai vu se produire sous mes yeux pendant la période de croissance de l'affection, surtout sur la partie périphérique de la plaque, car les papilles du sillon médian étaient déjà notablement allongées au moment où j'ai commencé mon observation. Cette hypertrophie primitive est sinon la cause essentielle, du moins la cause occasionnelle du développement du cryptogame. Qu'un parasite entre dans la cavité buccale, soit avec les ingesta, soit avec l'air dans l'inspiration par la bouche (dans le cas que je publie le sujet respire la nuit principalement par la bouche), tandis que chez les personnes dont les papilles sont petites et la langue lisse, ce parasite sera entraîné par les mouvements de déglutition ou d'expuition, chez celles au contraire, dont les mêmes papilles hypertrophiées laissent entre elles des interstices profonds, il trouvera un abri sûr pour se loger. Qu'à ces conditions physiques favorables on ajoute un terrain propice à son développement, il ne tardera pas à pulluler, Bientôt la présence du champignon étant une cause d'irritation nutritive, il se fait une prolifération des cellules épithéliales de la gaîne épidermique des papilles qui deviennent piliformes. Voilà pourquoi cette hypertrophie est surtout prononcée dans le sillon médian, où la lésion est plus ancienne, et si les papilles y sont moins nombreuses c'est qu'à cette hypergenèse s'ajoute un phénomène de destruction, soit par compression, soit par desquamation spontanée de ce cylindre épithélial, arrivé à son maximum de développement. De là vient que les papilles sont moins serrées dans ce sillon, où, mouillées, elles s'accolent par séries linéaires, formant des crêtes semblables à des chaînes de montagnes que séparent de profondes vallées. Cet aspect est surtout remarquable au moment où la masse champignoneuse vient de se détacher dans le sillon, et il contraste avec celui que présente la partie périphérique de la plaque où le cryptogame, réunissant les papilles les unes aux autres, forme une masse unie, plane, d'un noir uniforme.

3° *Coloration.* — Nous avons vu que la coloration noire était due à une teinte générale diffuse qui imbibe les cellules épithéliales sans qu'on puisse y découvrir aucune granulation pigmentaire. M. Maurice Raynaud semble l'attribuer exclusivement à la condensation des éléments plus nombreux de l'épithélium lingual. Si cette transformation de l'épithélium en cylindre piliforme joue un rôle important dans cet aspect de la langue, je ne saurais lui attribuer l'influence prépondérante que je réserve plus volontiers au parasite.

Nous avons déjà indiqué, en effet, que dès le début il présentait en masse une teinte sépia diffuse, plus prononcée sur les bords (probablement parce que dans la préparation il s'y trouve en couche plus épaisse), tandis que l'axe de la papille elle-même est peu ou pas coloré (fig. 2). Dans un degré plus avancé de la maladie, la coloration est plus marquée, surtout également au niveau de la gaîne de sporules, mais elle envahit l'axe de la papille elle-même (fig. 3). Enfin, dans le dernier degré, la teinte est tout à fait foncée, et la végétation parasitaire abandonnant la papille épithéliale, celle-ci reste seule sous forme d'un cylindre noirâtre (fig. 4). Il semble donc rationnel d'admettre que la source de la coloration réside dans le parasite, qui la communique lui-même par imbibition à la papille dont les cellules épithéliales sont modifiées et bien disposées à recevoir et à conserver cette coloration. Tous les jours la nature nous offre l'exemple de coloration analogue dans la végétation cryptogamique. C'est ainsi que l'on voit les moisissures prendre des teintes jaunes, verdâtres, puis brunâtres d'autant plus foncées qu'elles sont plus près de leur maturité.

Je ne vois que cette hypothèse qui puisse sérieusement soutenir la discussion. La teinte due aux in gesta serait en effet plus passagère. Par suite de la dyspepsie qui existe dans le cas que je rapporte, sous l'influence de laquelle l'estomac exhale souvent de petites quantités d'hydrogène sulfuré, on pourrait attribuer la coloration à l'action de ce gaz sur les sels minéraux (fer, cuivre, etc.), contenus dans les produits épithéliaux, pour donner des sulfures noirs. Mais à cette cause possible je répondrai que le nombre des langues noires est très-restreint en comparaison du nombre des dyspeptiques ; qu'en admettant cette action, la plaque ne serait pas aussi nettement circonscrite; qu'on observerait un liséré gingival semblable, formé sous la même influence, liséré complétement absent dans cette observation. Pourrait-on au moins l'attribuer à l'action du même gaz sur le chlorure mercurique, à la suite des lotions de sublimé faites sur la langue au moment de la seconde atteinte? Je ne le crois, par la bonne raison que la coloration était déjà marquée aux alentours du sillon médian avant ces lotions, et que d'ailleurs au moment de la première atteinte il n'avait été fait aucune application semblable.

Avant de dire quelques mots de la nature du microphyte trouvé sur les langues noires, je dois citer encore les résultats microscopiques des deux autres cas inédits de la même affection. Je les ai observés au laboratoire de M. Malassez, sur des préparations faites par lui avec des papilles que lui envoyèrent MM. Ollivier et Després.

1° Je tiens de M. Ollivier que les premières ont été recueillies sur un vieillard sain qui s'était présente à la consultation de l'hôpital d'Ivry, en février 1876. Cet homme est resté une quinzaine de jours dans les salles et en est sorti à peu près débarrassé de son affection. Voici ce qu'on observe chez lui.

La plupart des papilles sont cylindriques, noires, avec peu ou pas de spores. On en trouve quelques-unes entourées d'un manchon parasitaire analogue à celui de la fig. 2, mais moins volumineux. Ailleurs enfin, on trouve des amas libres de spores. Ces spores sont de dimensions plus grandes que celles du cas dont je rapporte l'histoire, mais sans atteindre cependant un diamètre de 0,005 millimètres ou même de 0,004 millimètres. Quelques-unes sont très-allongées et surmontées d'un bourgeon ou d'une sporule beaucoup plus petite : mais, en général, elles présentent des dimensions assez uniformes. Nous n'avons pas rencontré de tubes de mycélium.

Ces caractères dénotent un état assez avancé de l'affection, il est probable que ces papilles ont été prises au milieu de la plaque. Dans ce cas, la coloration tient surtout à l'infiltration diffuse des cellules épithéliales.

2° Je n'ai aucun renseignement sur le sujet qui était porteur des secondes papilles noires qui ont été envoyées à M. Malassez, en mars 1876, par M. Després. Ces dernières sont très-allongées, cylindriques, infiltrées de spores par places ; mais celles-ci sont le

plus souvent par amas isolés. En général ces spores
sont intermédiaires comme dimensions entre les précédentes qui sont plus grosses, et celles du cas que je
rapporte qui sont plus petites. Mais elles sont surtout
remarquables par la diversité de leurs diamètres. On
en rencontre des groupes en séries linéaires dont les
dimensions sont de plus en plus petites à partir d'une
spore médiane plus volumineuse. Pas de tubes de
mycélium.

Dans ce cas comme dans le précédent la coloration
est due surtout à l'infiltration diffuse des cellules épithéliales et répond à un degré avancé de l'affection.

En présence des différences de volume que présentent les spores du microphyte de la langue noire d'un
cas à un autre il y a lieu de se demander si le parasite
est bien toujours le même. La question est sujette à
discussion, mais pour ma part je ne crois pas que
cette différence de volume soit une raison suffisante
pour en faire des espèces distinctes. Il y a là probablement une question de terrain bien plus qu'une
question de nature. Mais doit-on le considérer, pour
le moins, comme une espèce différente du champignon des langues saburrales ordinaires ? La question
est difficile à résoudre ; nous avons dit déjà qu'aucun
réactif chimique ne permettait de les distinguer. Dans
tous les cas l'on ne saurait les identifier complétement puisqu'ils offrent une coloration si distincte.
Tout au plus pourrait-on en faire des variétés diverses
d'une même espèce, et de même qu'il y a des œillets
blancs et des œillets rouges, il y aurait une variété
grise et une variété noire du microphyte lingual.

Il serait beaucoup plus important de savoir si la

transmission de ce parasite de la muqueuse sur la peau, ou sur une autre muqueuse est possible. Des expériences ont été faites dans ce sens. M. Dest. . . . . a sur lui-même inoculé des sporules sous l'épiderme : deux jours après il n'y avait plus trace de la piqûre, et jusqu'ici il n'a vu survenir aucun phénomène. A trois reprises différentes j'ai déposé entre mes papilles les plus volumineuses, avec toutes les précautions désirables, une ample récolte de sporules. J'ai choisi pour le faire le soir au coucher, je me suis abstenu pendant la nuit de tout mouvement de déglutition, et le lendemain matin de tout lavage de la bsuche. Malgré toutes ces attentions délicates, et quoiqu'il y ait plus de trois semaiues que j'aie commencé ces expériences, je n'ai pu apercevoir encore aujourd'hui sur ma langue la moindre coloration.

Ces expériences sont trop peu nombreuses pour qu'on en puisse tirer quelque conséquence. Il faut probablement pour que ces essais donnent quelque résultat un terrain favorable. Peut-être l'inoculation aurait-elle réussi sur une langue placée dans une cavité buccale habituellement acide ? mais je n'ai pu en avoir une à ma disposition.

ETIOLOGIE

L'étiologie de cette affection est fort obscure ; nous ignorons même si le microphyte avec lequel elle coexiste peut se développer de lui-même sur la muqueuse linguale par suite d'une prédisposition particulière inconnne, ou s'il a besoin pour y prendre racine d'une inoculation préalable, comme cela existe pour les parasites cutanés analogues. Dans aucune des observations recueillies jusqu'ici on ne trouve l'indice d'une contagion probable d'un individu à un autre. Si l'on excepte en effet le cas de M. Lancereaux dont le sujet avait une nièce atteinte de la même affection, il n'est fait dans les autres aucune mention que les malades eussent connu une lésion semblable parmi les personnes de leur entourage.

En admettant l'hypothèse de M. Raynaud, qui a de la tendance à rapprocher ce microphyte du trichophyton de la teigne tonsurante sinon à l'identifier avec lui, la contagion serait nécessaire. Mais je ne crois pas que jusqu'à présent l'on soit autorisé à faire de ces deux parasites, dont les effets sont si différents, un même cryptogame. M. Raynaud admet du reste pour expliquer son rapprochement une transformation piliforme des papilles linguales préexistant à l'arrivée du parasite. Nous qui croyons au contraire que cette modification papillaire est principalement sous la dépendance de celui-ci, nous n'avons aucune raison pour établir ce rapprochement que l'absence constante de mycélium chez le microphyte de la langue noire nous engage au contraire à proscrire.

Mais tout en repoussant cette confusion entre les deux cryptogames précédents, je suis loin de rejeter tout rapport de parenté entre eux. Ne pourrait-on les considérer, en effet, comme les métamorphoses d'un même champignon? Il résulte en effet d'études et d'expériences faites sur la culture des champignons inférieurs par Hallier (d'Iéna) et par le médecin suédois Nystrom, qu'il est plausible de supposer que les

champignons peuvent subir des métamorphoses analogues à celles des parasites animaux, et que leur
destinée paraît commandée tout entière par les mi-
lieux dans lesquels ils se développent. Mais tandis
que les premiers doivent passer du corps d'un animal
dans celui d'un autre pour faire leur évolution, celle-
ci, pour les parasites végétaux, ne pourrait-elle avoir
lieu, du moins en partie, par le simple passage d'un
milieu dans un autre chez le même animal.

Quoi qu'il en soit ce qui paraît certain, c'est la né-
cessité d'une prédisposition spéciale pour le développement de ce champignon. L'essai de culture, que j'ai
tenté sur ma langue à trois reprises différentes, semble
toujours indiquer qu'il ne se développe pas facilement
chez le premier venu. Je ne sais s'il faut attribuer à
l'état dyspeptique et arthritique du sujet dont l'observation est rapportée plus haut, une influence de
quelque importance ; mais il est très-probable que la
légère hypertrophie générale de la langue et surtout
de la muqueuse et de ses papilles avec hypergenèse
des couches épithéliales que la dyspepsie amène fréquemment et qui existaient en particulier dans ce
cas, jouent un certain rôle dans le développement
de l'affection, surtout lorsqu'il s'y joint une acescence
habituelle.

DIAGNOSTIC

L'aspect si caractéristique de la langue nous dis-
pense d'entrer dans de longs détails sur le diagnostic
de cette affection. On ne saurait en effet la confondre

avec les enduits sanguinolents noirâtres qui surviennent dans le cours des maladies adynamiques et hémorrhagiques principalement dans la dothiénentérie. La coïncidence d'un état typhoïde, la fréquence de cette altération que tout le monde connaît, seraient suffisants même à l'égard des esprits les moins prévenus, pour éviter toute confusion. Dans les enduits fuligineux et dans les concrétions membraneuses il existe fréquemment deux autres parasites végétaux, le cryptococcus cerevisiæ et le leptothrix buccalis que le microscope fait découvrir; mais ces parasites ne forment jamais de dépôts visibles à l'œil nu.

Les plaques grises des fumeurs seront également facilement reconnues. Cette altération consiste dans un épaisissement de l'épithélium avec induration circonscrite du derme muqueux. L'aspect de ces plaques parcheminées et fendillées par places, leur siége sur les bords et à la pointe de la langue sont des signes plus que suffisants pour les distinguer.

Quant aux cas rapportés par Bertrand de Saint-Germain et Eulenburg dans lesquels la coloration était due à la présence de granulations pigmentaires, comme ce sont les seuls cas analogues connus jusqu'ici, et que l'aspect extérieur de la langue semble notablement se rapprocher, d'après leurs descriptions, de celui de l'affection qui nous occupe, il y a lieu de se demander s'il ne s'est pas glissé quelque erreur dans l'observation de ce pigmentum, et si ces faits ne rentrent pas dans la classe de ceux que nous étudions en ce moment.

TRAITEMENT

La marche de la maladie et sa localisation dans l'é-
pithélium lingual nous indiquent le traitement à lui
opposer. Au moyen du chlorate de potasse et surtout
du borax on fera desquamer les papilles pour entraîner
le parasite au dehors. En même temps on fera prendre
des alcalins à l'intérieur, de façon à augmenter notablement l'alcalinité de la salive, condition défavorable
au développement du microphyte.

A ces moyens on joindra efficacement le râclage
avec une spatule, et des lotions parasiticides avec
une solution de sublimé au 1/500, on emploiera de
préférence les pulvérisations au moyen du pulvéri-
sateur à vapeur de Galante.

Dans le cas particulier dont nous rapportons l'observation, il convenait en outre de combattre la dyspepsie acide qui en entretenant l'acescence de la
bouche favorisait la genèse du microphyte. Cette méthode mise en usage depuis une dizaine de jours a
apporté dans l'aspect de la langue un changement
remarquable, et c'est à peine, aujourd'hui, si l'on y
rencontre çà et là quelques papilles noirâtres.

CONCLUSIONS

J'ai donc réuni toutes les observations publiées jusqu'ici des cas de coloration noire de la langue ; malgré l'absence dans quelques-uns d'un parasite quelconque, absence dont, il me semble, j'ai donné l'explication ; après avoir examiné les préparations faites par M. Malassez avec des papilles recueillies par MM. Ollivier et Després sur des langues qui présentaient la même lésion ; après avoir étudié moi-même, sous la direction et le contrôle de M. Malassez, celles que porte l'externe des hôpitaux, chez lequel j'ai pû suivre attentivement la marche de l'affection dans toutes ses phases : loin de m'associer à l'opinion émise par M. Féréol, je crois pouvoir conclure au contraire.

1° Que la coloration noire avec hypertrophie des papilles linguales coexiste toujours avec la présence d'un parasite végétal ;

2° Que cette coloration doit être rapportée au microphyte lui-même qui la communique aux gaînes épithéliales allongées des papilles ;

3° Que l'hypertrophie papillaire, dont l'existence préalable à un certain degré, par suite d'une idiosyncrasie présentait une condition favorable à l'im-

Dessois.   3

plantation du parasite, est due principalement à l'irritation nutritive causée par ce cryptogame.

Ce dernier étant la cause de l'hypertrophie épithéliale des papilles et de la coloration, il convient donc de rappeler cette influence génératrice dans la dénomination de l'affection ; c'est pourquoi je propose de donner à celle-ci le nom de *glossophytie* (1) et celui de *glossophyton* au microphyte sur lequel M. Maurice Raynaud a le premier appelé l'attention.

(1) Le mot glossophytie, qui veut dire végétation linguale est un terme trop général : nous l'appliquons, en effet, au champignon de la langue noire, et nous savons qu'il existe d'autres cryptogames de cet organe ; malgré cela, c'est celui qui nous paraît convenir le mieux à l'affection.

EXPLICATION DES FIGURES

Fig. 1. — Aspect de la langue. Elle présente un sillon médian profond et deux petits sillons latéraux. La plaque noire est assez nettement limitée, mais sur le reste de la langue existe un pointillé noir.

Fig. 2. — Papille prise en dehors de la plaque. Elle est entourée d'une gaîne de sporules qui dissocient les cellules épithéliales superficielles lesquelles ne tiennent plus à l'axe de la papille que par l'intermédiaire de la masse champignonneuse (Grossis. 300 D.)

Fig. 3. — Coupe de la pointe d'une papille prise à la partie périphérique de la plaque. Elle est entourée d'une gaîne de sporules en séries linéaires perpendiculaires à sa surface. Cette gaîne présente une teinte un peu plus foncée que l'axe même de la papille (Grossis. 1000 D.).

Fig. 4. — Papille prise au milieu du sillon médian. Elle est débarrassée de sa gaîne parasitaire, et présente une coloration sépia foncée. Des cellules épithéliales pendent de distance en distance, retenues à l'axe par leur bord supérieur.

A. PARENT, imprimeur de la Faculté de Médecine, rue M^r le-Prince, 31

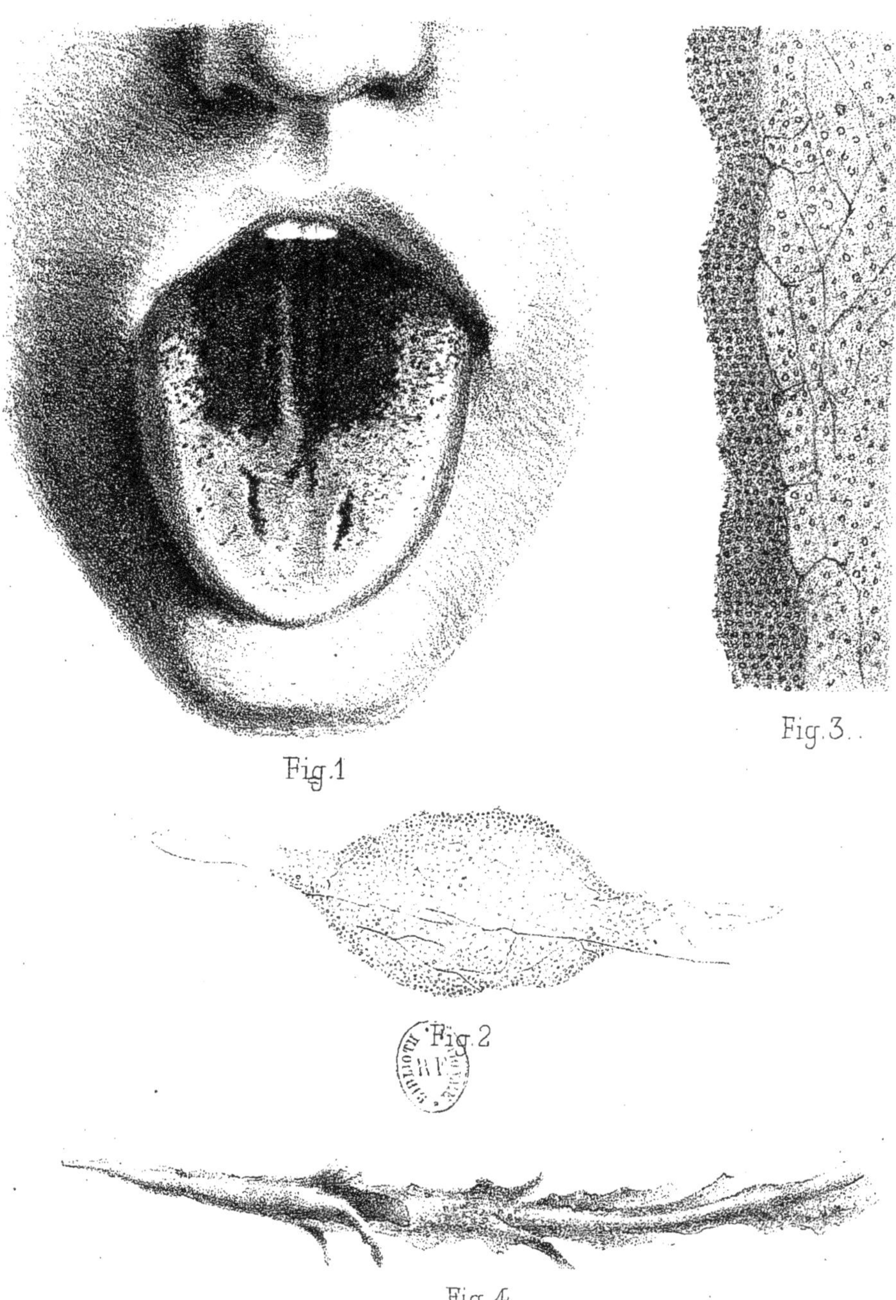

Fig.1

Fig.3.

Fig.2

Fig.4.

IMP. BECQUET PARIS.

A LA MÊME LIBRAIRIE

Traité des maladies des yeux, par le D^r CH. ABADIE, 2 vol., in-8, de 500 pages, avec 134 figures dans le texte. Prix. 20 fr.

Échelle métrique pour mesurer l'acuité visuelle, par le Dr L. DE WECKER. 1 vol. in-8, et atlas séparé, contenant les planches murales, le tout cartonné. Prix. 7 fr. 50

Manuel d'ophthalmoscopie, par le Dr LANDOLT, directeur du laboratoire d'ophthalmoscopie à la Sorbonne. 1 vol. in-18, cartonné avec figures. Prix. 3 fr. 50

Manuel de thérapeutique, par M. le Dr B. PAULIER, 1 fort vol. in-18 de 1,012 pages. Prix. 10 fr.

Mécanisme de l'accouchement normal et pathologique et recherches sur l'insertion vicieuse du placenta, la déchirure du périnée, etc. par M. le Dr MATHEWS DUNCAN, ouvrage traduit par le Dr P. BUDIN, avec préface de M. S. TARNIER, chirurgien en chef de la Maternité. Traduction revue par l'auteur. 1 beau vol. in-8 de 520 pages, avec figures intercalées dans le texte. Prix broché. 12 fr.
Cartonné. 13 fr.

Maladies du système nerveux, leçons professées à l'École de médecine en 1877, par A. VULPIAN, doyen de la Faculté de médecine, etc., recueillies et publiées par M. le Dr BOURCERET, revues par l'auteur. Cet ouvrage paraît en 32 pages, gr. in-8 compacte. Les livraisons de 1 à 8 sont en vente. Prix de chaque livraison. 1 fr.

Pour paraître très-prochainement.

Leçons de clinique thérapeutique, par M. le Dr DUJARDIN-BEAUMETZ, médecin des hôpitaux de Paris, recueillies et publiées par M. le Dr CARPENTIER-MÉRICOURT fils. Cet ouvrage paraîtra en fascicules et formera 2 vol. in-8. Le 1er fascicule, comprenant le traitement des maladies du cœur et de l'aorte, paraîtra dans le courant de mai. Le 2e fascicule, comprenant le traitement des maladies de l'estomac, paraîtra dans le courant d'août. Les fascicules se vendront séparément.

Clinique médicale de M. le professeur VULPIAN, année 1877. Considérations cliniques et observations, par M. le Dr RAYMOND, médaille d'or des hôpitaux, chef de clinique, etc., etc., revues par le professeur. 1 beau vol. in-8 de 900 pages. Prix. 12 fr.

Leçons de thérapeutique oculaire, par M. le Dr L. DE WECKER, rédigées et publiées par M. le Dr MASSELON, revue par l'auteur. 1 vol. in-8 de 700 pages avec figures. Prix. 12 fr.

---

aris. — A. PARENT, imprimeur de la Faculté de Médecine, rue M.-le-Prince, 29-31.

www.ingramcontent.com/pod-product-compliance
Ingram Content Group UK Ltd.
Pitfield, Milton Keynes, MK11 3LW, UK
UKHW031737170726
13836UKWH00002B/705